UNIVERSITÉ DE BORDEAUX

FACULTÉ DE MÉDECINE ET DE PHARMACIE

ANNÉE 1911-1912   N° 142

LA
DIATHERMIE

SES ACTIONS PHYSIOLOGIQUES

THÈSE POUR LE DOCTORAT EN MÉDECINE

Présentée et soutenue publiquement le 24 juillet 1912

PAR

Georges-Henri RÉCHOU

Né à Bordeaux le 15 mars 1885.

PRÉPARATEUR DE PHYSIQUE BIOLOGIQUE ET ÉLECTRICITÉ MÉDICALE
A LA FACULTÉ DE MÉDECINE DE BORDEAUX,
LICENCIÉ ÈS SCIENCES.

CERTIFICATS D'ÉTUDES SUPÉRIEURES DE

PHYSIQUE GÉNÉRALE.
CHIMIE GÉNÉRALE.
PHYSIQUE EXPÉRIMENTALE.
P. C. N. SUPÉRIEUR.

Examinateurs de la Thèse	MM. BERGONIÉ, professeur........	Président.
	MOUSSOUS, professeur.........	
	VENOT, agrégé	Juges.
	ROCHER, agrégé..............	

BORDEAUX

G. GOUNOUILHOU, IMPRIMEUR DE LA FACULTÉ DE MÉDECINE
9-11, RUE GUIRAUDE, 9-11

1912

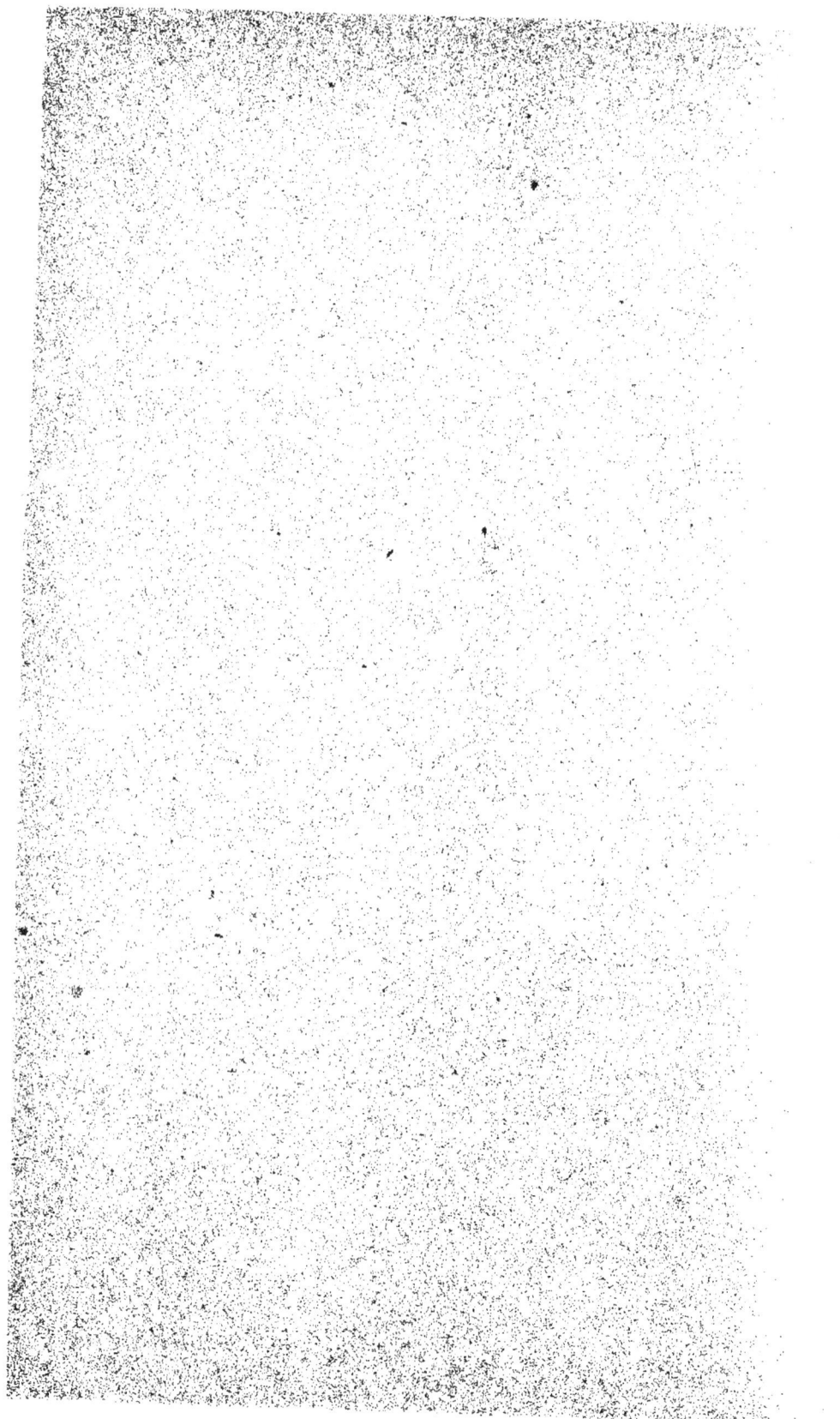

UNIVERSITÉ DE BORDEAUX

FACULTÉ DE MÉDECINE ET DE PHARMACIE

ANNÉE 1911-1912   N° 142

LA
DIATHERMIE
SES ACTIONS PHYSIOLOGIQUES

THÈSE POUR LE DOCTORAT EN MÉDECINE

Présentée et soutenue publiquement le 24 juillet 1912

PAR

Georges-Henri RÉCHOU

Né à Bordeaux le 15 mars 1885.

PRÉPARATEUR DE PHYSIQUE BIOLOGIQUE ET ÉLECTRICITÉ MÉDICALE
A LA FACULTÉ DE MÉDECINE DE BORDEAUX,
LICENCIÉ ÈS SCIENCES.

CERTIFICATS D'ÉTUDES SUPÉRIEURES DE
{
PHYSIQUE GÉNÉRALE.
CHIMIE GÉNÉRALE.
PHYSIQUE EXPÉRIMENTALE
P. C. N. SUPÉRIEUR,
}

Examinateurs de la Thèse
{
MM. BERGONIÉ, professeur........ *Président.*
MOUSSOUS, professeur........
VENOT, agrégé............... *Juges.*
ROCHER, agrégé............
}

BORDEAUX

G. GOUNOUILHOU, IMPRIMEUR DE LA FACULTÉ DE MÉDECINE
9-11, RUE GUIRAUDE, 9-11

1912

FACULTÉ DE MÉDECINE ET DE PHARMACIE DE BORDEAUX

M. PITRES, doyen.
PROFESSEURS :

MM.

Clinique interne . . .	{ ARNOZAN. { PITRES.
Clinique externe. . .	DEMONS. VILLAR.
Pathologie et thérapeutique générales. . .	CASSAËT.
Clinique d'accouchements.	LEFOUR.
Anatomie pathologique. .	COŸNE.
Anatomie	GENTES.
Anatomie générale et histologie.	VIAULT.
Physiologie	PACHON.
Hygiène.	AUCHÉ.
Médecine légale . . .	VERGER (chargé).
Physique biologique et électricité médicale.	BERGONIÉ.
Chimie	BLAREZ.

MM.

Histoire naturelle . .	GUILLAUD.
Pharmacie	DUPOUY.
Matière médicale. . .	BEILLE.
Médecine expérimentale .	FERRÉ.
Clinique ophtalmologique.	LAGRANGE.
Clinique chirurgicale infantile et orthopédie.	DENUCÉ.
Clinique gynécologique	CHAVANNAZ.
Clinique médicale des maladies des enfants	MOUSSOUS.
Chimie biologique . .	DENIGÈS.
Physique pharmaceutique	SIGALAS.
Pathologie exotique .	LE DANTEC.
Clinique des maladies cutanées et syphilitiques. .	DUBREUILH.
Clinique des maladies des voies urinaires.	POUSSON.

PROFESSEURS ADJOINTS :

Cinique des maladies du larynx, des oreilles et du nez . . . MM. MOURE.
Clinique des maladies mentales. . . . . RÉGIS.

AGRÉGÉS EN EXERCICE:

SECTION DE MÉDECINE (*Pathologie interne et Médecine légale*)

MM. VERGER.   MM. PETGES.
    ABADIE.   CARLES (J.).
    CRUCHET.

SECTION DE CHIRURGIE ET ACCOUCHEMENTS

Pathologie externe. { MM. VENOT. GUYOT. ROCHER.   Accouchements. { MM. CHAMBRELENT. PERY.

SECTION DES SCIENCES ANATOMIQUES ET PHYSIOLOGIQUES

Anatomie . . . . { MM. PRINCETEAU. CAVALIÉ. AUBARET.   Physiologie . . . MM. DELAUNAY (chargé). Histoire naturelle. MANDOUL.

SECTION DES SCIENCES PHYSIQUES

Chimie . . . . M. BENECH. | Pharmacie . . . { MM. BARTHE. LABAT.

CHARGÉS DE COURS :

Cours de Clinique dentaire . . . . MM. CAVALIÉ.
Cours complémentaire de Thérapeutique et Pharmacologie. MONGOUR.
Cours complémentaire de Médecine opératoire . . . . . BÉGOUIN.
Cours complémentaire d'Accouchements . . . . PERY.
Cours complémentaire d'Ophtalmologie. . . . . CABANNES.
Cours complémentaire de Climatologie et Hydrologie médic¹ᵉ. SELLIER.
Cours complémentaire de Toxicologie . . . . BARTHE.

Le Secrétaire de la Faculté : LEMAIRE.

A MON MAITRE

M. LE PROFESSEUR BERGONIÉ

PROFESSEUR DE PHYSIQUE BIOLOGIQUE ET ÉLECTRICITÉ MÉDICALE
A L'UNIVERSITÉ DE BORDEAUX

CHEF DU SERVICE D'ÉLECTRICITÉ MÉDICALE DE L'HOPITAL SAINT-ANDRÉ

MEMBRE CORRESPONDANT DE L'ACADÉMIE DE MÉDECINE

OFFICIER DE LA LÉGION D'HONNEUR

OFFICIER DE L'INSTRUCTION PUBLIQUE

Permettez à celui qui est fier de se dire votre élève, à celui dont vous avez dirigé les premiers pas dans cette science si difficile de l'Électricité médicale dont vous êtes le Maître, et à qui vous avez sans cesse montré votre inlassable bonté, de vous offrir la dédicace de ce travail. En vous l'offrant à vous seul je veux vous témoigner combien grande est ma reconnaissance et mon affection profonde.

G. RÉCHOU.

INTRODUCTION

Lorsque le génie de Tesla et de d'Arsonval enrichit la science de cette nouvelle forme de courants alternatifs dits « de haute fréquence », rien ne faisait prévoir le rôle considérable qu'ils joueraient tant dans le domaine de la physiothérapie moderne que dans le domaine des réalisations pratiques.

On chercha aussitôt à utiliser sous toutes ses formes cette nouvelle modalité électrique pour le traitement des maladies. Après une série de diverses applications, on remarqua que ces courants avaient la propriété de traverser l'organisme humain sans provoquer aucun désordre; de plus, dans ce passage ils pouvaient produire de la chaleur à l'intérieur même des tissus, non pas cette sorte de chaleur que produisent toutes les autres sources, chaleur superficielle et qui ne pénètre guère profondément dans l'organisme, mais au contraire il y avait ici échauffement des tissus dans leurs parties les plus intimes; c'est à ce nouveau et si curieux phénomène que l'on donna le nom de diathermie.

Sitôt que fut connue cette remarquable propriété des courants de haute fréquence, on s'empressa de l'utiliser au point de vue thérapeutique. La clinique, ne s'appuyant sur aucune donnée physiologique précise, appliqua cette propriété un peu au hasard. Nous avons donc pensé qu'il était utile de préciser les différents effets physiologiques de la diathermie. C'est à ce chapitre entièrement neuf que nous avons essayé de consacrer les quelques pages de ce travail inaugural.

A côté des faits physiologiques précis, que l'expérience nous apportait, nous avons laissé un peu de place aux conceptions hypothétiques et nous avons pensé que l'on pouvait rattacher la plupart des autres formes utilisées des courants de haute fréquence à la diathermie. Dans toutes il est vraisemblable que le phénomène calorifique est fondamental, et quand le médecin électricien applique ces courants, il fait de la diathermie, sans le savoir.

C'est une tâche peut-être un peu difficile que nous nous sommes tracée, nous sentons tout ce qu'il nous manque encore pour nous trouver à sa hauteur, mais nous serons largement satisfait si nous avons pu apporter quelques faits nouveaux curieux, quelques hypothèses intéressantes susceptibles de faire faire un pas nouveau à cette action si contestée des courants de haute fréquence.

CHAPITRE PREMIER

Production des courants de haute fréquence utilisés en diathermie.

On donne le nom de thermopénétration ou diathermie à la méthode qui a pour but de produire de la chaleur au sein même des tissus au moyen des courants de haute fréquence. Ces courants doivent alors remplir des conditions toutes particulières que nous allons sommairement indiquer. Nous ne chercherons qu'à mettre en vue les éléments essentiels permettant de comprendre les phénomènes physiologiques de la thermopénétration qui sont la base de ce travail.

Décharge oscillante. — Considérons un condensateur C auquel nous communiquons une charge initiale Q_0. Déchar-

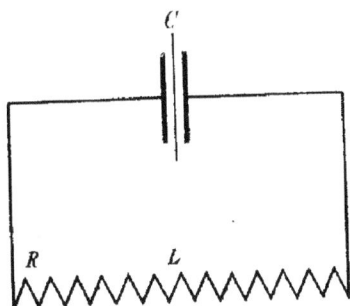

FIG. 1.

Circuit de décharge d'un condensateur.

L, self-induction; — R, résistance du circuit; — C, condensateur.

geons-le dans un circuit de résistance R comprenant un fil ayant une self-induction L. Nous obtiendrons l'équation de la décharge en écrivant que la force électromotrice efficace est égale à la somme algébrique des forces électromotrices, de self et de capacité, nous aurons :

mais

$$R\,i = \frac{Q}{C} - L\,\frac{di}{dt},$$

(1)

$$i = -\frac{dq}{dt}$$

et, par différentiation,

$$di = -\frac{d^2q}{dt^2}.$$

L'équation (1) prend la forme :

$$\frac{d^2q}{dt^2} + \frac{R}{L}\frac{dq}{dt} + \frac{Q}{CL} = 0.$$

(2)

Telle est l'équation différentielle du second ordre représentant la décharge d'un condensateur dans un circuit possédant self.

La discussion de cette équation nous montre que si l'on a

$$R^2 < \frac{4\,L}{C},$$

(3)

la valeur de la charge à un instant donné sera :

$$Q = Q_0\,e^{-\frac{R}{2L}\,t}\left(\cos K\,t + \frac{R}{2\,K\,L}\,\sin K\,t\right)$$

en posant

$$K = \sqrt{\frac{1}{CL} - \frac{R^2}{4\,L}}$$

et par suite l'intensité du courant de décharge :

$$i = -\frac{dQ}{dt} = \frac{Q_0}{KLC} e^{-\frac{R}{2L}t} \sin K t.$$

Cette équation nous montre que le courant de décharge est périodique, le circuit est le siège de courants alternatifs ayant une période :

$$T = \frac{2\pi}{K} = \frac{2\pi}{\sqrt{\dfrac{1}{CL} - \dfrac{R^2}{4L}}}. \tag{4}$$

Si nous prenons deux axes coordonnés, en portant les temps en abscisses et en ordonnées les intensités, on a une courbe ayant la forme indiquée dans notre figure 2. Les valeurs successives maxima et minima de l'intensité sont données par :

$$I_1 = \frac{Q}{\sqrt{LC}} e^{-\frac{R\pi}{2L}} \qquad I_2 = -I_1 e^{-\frac{R\pi}{2KL}} \qquad I_3 = I_2 e^{-\frac{2R\pi}{2KL}}, \text{ etc.}$$

Ces valeurs décroissent comme les termes d'une progression géométrique de raison $e^{-\frac{R\pi}{2KL}}$.

Dans cette courbe, l'ordonnée $O_1 A$ représente l'intensité maxima et OB la période T d'une double oscillation. Cette période, représentée par l'équation (4), peut s'écrire approximativement :

$$T = 2\pi\sqrt{LC}$$

La période d'un tel courant est d'environ $1/400\,000^e$ de seconde.

Si nous nous résumons, nous voyons que la décharge d'un condensateur dans un circuit fermé comme l'indique notre figure 1 et remplissant la condition (3) donne naissance à un courant alternatif de très courte période, c'est-à-dire de haute fréquence et dont l'intensité va en décroissant graduellement; on dit que l'on a ainsi des oscillations amorties. La courbe (2) représente la variation de l'intensité pour une seule décharge du condensateur, elle constitue ce qu'on appelle un train d'ondes.

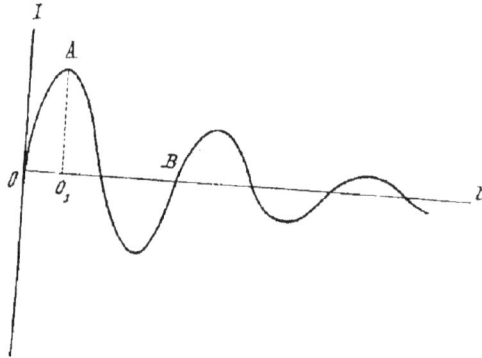

FIG. 2.

Courbe représentant la décharge oscillante d'un condensateur.

O_1 A, intensité maxima; — O B, période du courant.

Production d'une série de décharges oscillantes.

— Pour obtenir une série de trains d'ondes, c'est-à-dire une série de charges et décharges du condensateur, on a recours au dispositif suivant. Nous ne parlerons ici que du dispositif indiqué par M. d'Arsonval.

On prend un transformateur survolteur T, les deux bornes du secondaire sont mises en relation avec les armatures internes d'un condensateur dont les armatures externes sont reliées par un solénoïde constitué par un fil ayant 5 millimètres environ de diamètre et formant des spires d'un rayon de 5 centimètres qui sont au nombre d'une vingtaine environ. En A et B se trouvent enfin deux pointes mousses, qui constituent ce que l'on appelle l'éclateur. Voyons maintenant les phénomènes qui vont prendre naissance dans le circuit.

Le transformateur est alimenté par un courant alternatif ayant une période bien déterminée ; on recueille au secondaire un courant alternatif de même période décalé de $\frac{\pi}{2}$ par rapport au premier et dont la force électromotrice est plus élevée que la force électromotrice primaire. Si nous désignons par e_1 la

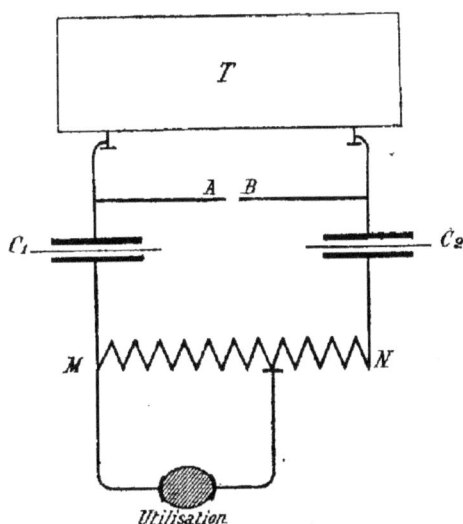

FIG. 3.

Dispositif de d'Arsonval pour la production des courants de haute fréquence.

T, transformateur ; — A B, éclateur ; — C_1, C_2, condensateurs ; M N, self.

force électromotrice efficace aux bornes du primaire et i_1 l'intensité efficace, si d'autre part o_1 et i_1 sont les mêmes grandeurs aux bornes du secondaire, la puissance primaire sera donc $e_1 i_1$ et la puissance secondaire, $e_2 i_2$; d'après le principe de la conservation de l'énergie, nous pouvons écrire $e_1 i_1 = e_2 i_2$. Nous voyons donc qu'il sera possible de donner à e_2 et i_2 séparément les valeurs que nous voudrons, pourvu que le produit $e_2 i_2$ ait une valeur constamment égale à la puissance primaire. Dans le cas qui nous occupe, la valeur de e_2 doit être relativement faible, et c'est surtout le terme i_2 qui prend une plus grande valeur.

Considérons maintenant une concamération de la courbe sinusoïdale des intensités au secondaire. L'aire comprise entre cette courbe et l'axe des temps représente la quantité d'électricité mise en jeu pendant une demi-période. Soit une certaine portion de cette aire, telle que OAB; elle correspond à une

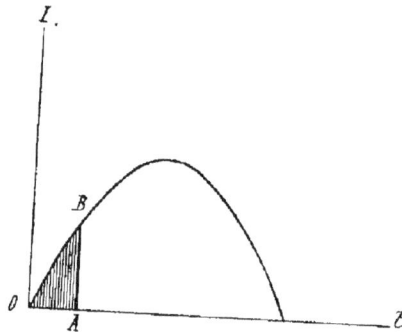

Fig. 4.

certaine quantité d'électricité mise en jeu qui va charger les condensateurs. Ceux-ci ayant une certaine capacité C vont prendre un niveau potentiel V tel que $V = \dfrac{Q}{C}$. Il pourra arriver que cette différence de potentiel soit suffisante pour porter l'éclateur à son potentiel explosif; dès lors une étincelle jaillira de A vers B donnant naissance à un courant se propageant dans le circuit suivant MN. Mais ce courant crée une force contre-électromotrice. Les deux pointes A et B sónt portées à un potentiel différent, cette fois A > B, et il va se produire une étincelle à l'éclateur donnant naissance à un courant se propageant dans le sens NM. Le même phénomène va se renouveler jusqu'à ce que le potentiel explosif ne soit plus atteint au niveau de l'éclateur. Ce courant qui résulte de la décharge oscillante des condensateurs sera représenté par notre figure 2. Mais nous savons que le train d'ondes ainsi produit a une durée extrêmement courte, environ 1/40,000e de seconde, car il n'y a pas plus de 10 périodes pour chaque train. Le courant alternatif fourni par le transformateur va de nouveau donner aux condensateurs une charge qui reproduira les mêmes phénomènes. Il y aura alors plusieurs trains d'ondes par concamération, et il y en aura d'autant plus que la distance d'éclatement

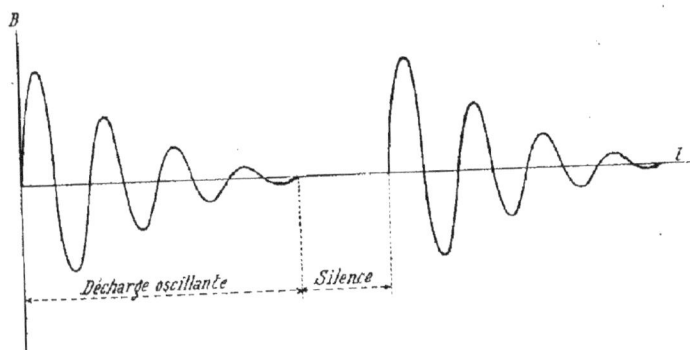

FIG. 5.

Trains d'ondes.

sera plus faible, c'est-à-dire que la charge à fournir aux condensateurs sera plus petite.

Les trains d'ondes se trouvent séparés par un intervalle que l'on appelle le silence, dépendant seulement de la durée de charge des condensateurs. Un autre facteur nous montre tout l'intérêt qu'il y a à avoir des trains d'ondes très rapprochés, c'est le facteur énergie. Cette énergie, en effet, nous est donnée par l'expression $\int_0^t R i^2 \, dt$. dans laquelle R est la résistance parcourue par le courant de haute fréquence et i l'intensité instantanée. Mais cette intensité étant une grandeur essentiellement variable et périodique, il ne saurait être question de l'évaluer par les méthodes ordinaires. On définit alors ce que l'on appelle l'intensité efficace, c'est-à-dire l'intensité d'un courant continu qui produirait durant le même temps dans un fil la même quantité de chaleur que le courant de haute fréquence considéré. Par suite d'une telle définition, l'énergie peut être représentée par $R\,I'_{eff}\,t$. D'autre part on sait que cette intensité efficace est reliée à l'intensité maxima I_o, à la self, à la résistance et à la période par la relation :

$$I_{eff} = I_o \sqrt{\frac{2\,N\,L.}{R}}$$

Nous voyons donc que, devant rechercher le maximum d'énergie, il nous faudra le maximum d'intensité efficace, c'est-à-dire la plus grande fréquence possible. Nous aurons donc intérêt à rechercher le plus grand nombre de trains d'ondes dans le temps minimum.

Les différences de potentiel élevées étant inutiles pour les courants de haute fréquence destinés à la diathermie, on avait donc un moyen de multiplier le nombre des trains d'ondes; il suffisait pour cela de rapprocher les pointes de l'éclateur, la tension devenant relativement basse. On évitait ainsi un second inconvénient, c'est-à-dire la formation d'un arc qui plaçant le transformateur en court-circuit empêchait toute charge des condensateurs. Max Wien a en effet montré que les étincelles de toute petite longueur, de quelques dixièmes de millimètres par exemple, ont la faculté de s'éteindre rapidement, et l'on renforce encore cette propriété en faisant produire les étincelles en différents points des électrodes, d'où l'idée de substituer aux éclateurs à pointes les éclateurs à plateaux. Nous voyons donc que dans ces conditions, les tensions de l'éclateur étant faibles, les charges nécessaires aux condensateurs le seront également et nous aurons par suite un nombre considérable de train d'ondes pour chaque concamération du courant alternatif d'alimentation. Les périodes de silence seront considérablement raccourcies, et dans notre circuit d'utilisation nous n'aurons pas alors les sensations de faradisation se produisant avec les grandes distances d'éclatement.

Si nous nous résumons, nous voyons que toute instrumentation de haute fréquence destinée à la diathermie devra comprendre un transformateur alimenté par du courant alternatif, des condensateurs plans de faible capacité, une self et un éclateur à plateaux à faible distance explosive, plongé si on veut dans un diélectrique autre que l'air, le gaz d'éclairage par exemple; nous verrons plus loin quelle peut être l'importance de l'emploi d'un semblable diélectrique.

Utilisation. — Le procédé d'utilisation de ces courants est des plus simples : il nous suffit en effet de prendre deux électrodes métalliques, de les appliquer sur la partie du corps que nous voulons faire traverser par les courants de haute fréquence et de les relier aux deux extrémités **M** et N du solénoïde. Dans le circuit ainsi dérivé il se produit des oscillations de même nature que dans le circuit principal, qui vont produire par effet Joule un phénomène calorifique qu'il nous sera facile de graduer en modifiant l'intensité efficace du courant qui traverse le patient. Pour cela, nous savons que la différence du potentiel alternative va en croissant, suivant que l'on prendra des spires du solénoïde plus ou moins éloignées. Il nous suffira donc de brancher notre sujet d'un côté à l'une des extrémités de la self et de l'autre à une spire plus ou moins éloignée de cette extrémité, suivant que nous voudrons que l'intensité efficace du courant utilisé soit plus ou moins grande. En ce qui concerne enfin la mesure de l'intensité de ces courants, il nous faudra avoir recours aux ampèremètres thermiques qui nous donneront la valeur de l'intensité efficace.

Instrumentation. — Il ne nous reste plus, pour finir ces courtes généralités, qu'à dire un mot de l'instrumentation que nous avons utilisée.

L'appareil dont nous nous sommes servi a été construit par Gaiffe. Il se compose d'un transformateur à circuit magnétique fermé fonctionnant avec une self-induction placée en tension avec l'enroulement primaire. Celle-ci a pour but d'empêcher la destruction du transformateur par sa mise en court-circuit. Elle tend à empêcher la formation de l'arc aux bornes de l'éclateur. Dès que l'intensité s'élève en effet trop considérablement au primaire, la force contre-électromotrice de self augmentant également crée un courant abaissant l'intensité primaire et par suite l'intensité secondaire. Le transformateur plongé dans un diélectrique liquide est hermétiquement clos. Il est enfermé en T dans le meuble de l'appareil.

Le circuit de haute fréquence comprend un condensateur fonctionnant dans l'huile lourde de pétrole, formé de lames de verre et de lames d'aluminium mesurant 13×18 au nombre de 24. Ils sont montés suivant le dispositif de d'Arsonval; le patient se trouve ainsi complètement isolé de la source de haute tension. Le solénoïde est à prises variables et permet de régler ainsi la puissance des applications. Un semblable dispositif, supprimant l'emploi d'un transformateur Tesla, permet d'atteindre des intensités beaucoup plus élevées. Avec l'utilisation d'un transformateur de haute fréquence au contraire, on est limité dans l'intensité maximum que l'on peut atteindre, par suite de ses fuites magnétiques. Nous verrons, en effet, que dans certaines de nos expériences nous avons pu atteindre jusqu'à 5 ampères, ce qui n'est guère possible croyons-nous avec le dispositif Tesla.

Notre figure 6 représente l'ensemble de l'appareil. Sur le panneau de marbre vertical se trouve en A l'interrupteur, en B la manette de réglage se déplaçant sur une série de plots en relation avec les diverses spires du solénoïde, en D l'ampèremètre thermique et en e et e' les pièces de fixation des deux éclateurs à diélectrique gazeux.

Cet éclateur, indiqué par M. Broca, est un simple éclateur à plateaux. Il se compose, comme l'indique la figure, d'une pointe plate C fixe et d'une autre pointe plate également B pouvant s'adapter exactement l'une à l'autre. Au moyen d'un

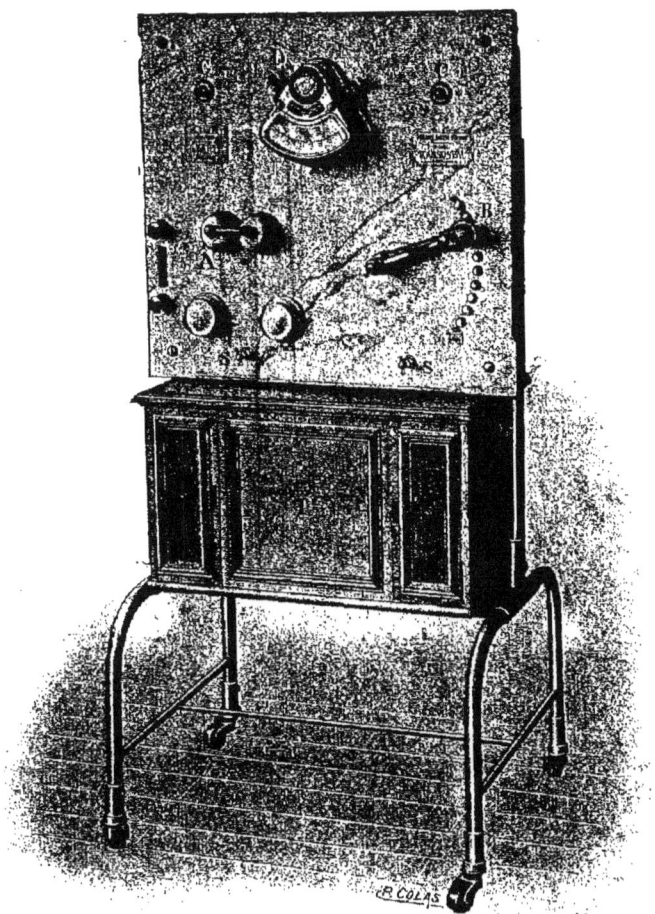

Fig. 6.

Appareil de diathermie de Gaiffe.

C, C', éclateurs ; — D, milliampèremètre ; — A, interrupteur ; — B, manette de réglage ; — S, S, prises d'utilisation.

H. RÉCHOU.

2

bouton de réglage A on peut régler l'écartement comme on le désire; cet écartement peut être de quelques dixièmes de millimètre. Le tout se trouve enfermé dans une enveloppe close, en fonte, dans laquelle peut circuler un courant de gaz d'éclairage.

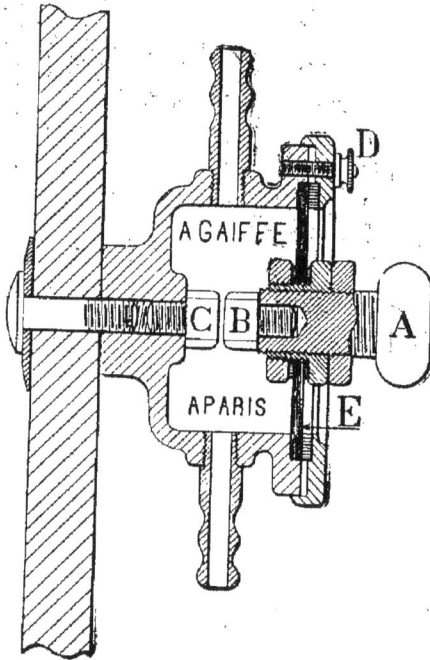

Fig. 7
Éclateur de Broca.
A, bouton de réglage; — C, B, pointes plates de l'éclateur.

Ce diélectrique joue, dans le fonctionnement de l'éclateur, un rôle assez important. Il est en effet décomposé par l'étincelle de haute fréquence en carbone et hydrogène. Or, on sait que l'hydrogène ayant une conductibilité calorifique très grande joue le rôle d'un excellent diélectrique. De plus, dans l'ionisation par les chocs au moment de la décharge les petites molécules de ce gaz prennent des vitesses plus grandes que celles des autres gaz, et par conséquent le temps d'établissement de l'étincelle est plus court et les oscillations par suite plus rapides. On voit donc toute l'importance d'un tel éclateur pour les appareils de haute fréquence destinés à la diathermie, où l'on cherche à obtenir des trains d'ondes nombreux, avec un faible potentiel explosif.

De façon à réduire encore la longueur de l'étincelle et faciliter par suite son extinction, M. Broca a eu l'idée de prendre deux éclateurs semblables et de les placer en série ; l'étincelle se trouve ainsi divisée et, conservant une certaine longueur totale, permet de porter cependant les électrodes de l'éclateur à un potentiel suffisamment élevé.

Telle est l'instrumentation que nous avons utilisée. Nous rappellerons enfin que nous nous sommes servi des électrodes que nous avions préconisées dans un rapport sur la diathermie[1], c'est-à-dire d'électrodes formées de lames minces d'étain que l'on applique directement sur les tissus que l'on veut soumettre à une action diathermique. Elles sont reliées aux deux bornes d'utilisation que l'on voit au bas du panneau de marbre.

[1] BERGONIÉ et RÉCHOU, Association Française pour l'Avancement des Sciences, Congrès de Dijon, 1911.

CHAPITRE II

Action de la diathermie sur la température animale.

Nous avons recherché tout d'abord à mettre en évidence d'une façon non douteuse le phénomène calorifique que produisent les courants de haute fréquence à l'intérieur des tissus en les traversant.

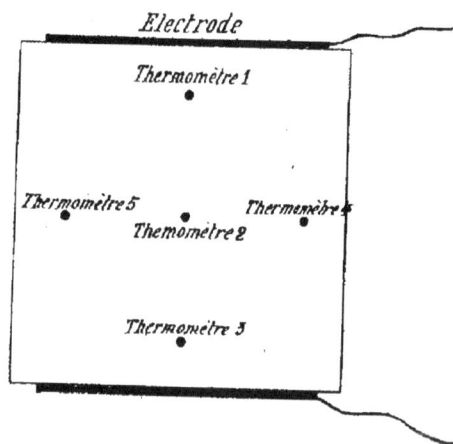

FIG. 8

Première expérience. — Nous avons pris un fragment de foie de bœuf présentant la forme d'un parallélépipède ayant les dimensions suivantes : 5 centimètres d'épaisseur sur

10 centimètres et 9 centimètres dans les deux autres dimensions. Deux électrodes d'aluminium mesurant 9 centimètres sur 3°m5 ont été appliquées à deux extrémités comme l'indique notre figure. Enfin cinq thermomètres ont été fichés dans le bloc de foie et disposés suivant le schéma indiqué en 1, 2, 3, 4 et 5.

La température initiale de tous les thermomètres, soigneusement notée après quinze minutes, était de 22°. Étant placé dans ces conditions, nous avons fait passer le courant de haute fréquence avec une intensité de début égale à 780 mA. et nous avons noté toutes les deux minutes la marche de nos thermomètres.

Les résultats de notre expérience se trouvent résumés dans le tableau suivant :

TEMPS	INTENSITÉ	THERMOMÈTRES				
		1	2	3	4	5
0	780 m A.	22°	22°	22°	22°	22°
3		29°	30°	29°	29°	28°
5		30°	32°	30°	31°	31°
7		32°	35°	32°	34°	34°
9	800 m A.	34°	37°	34°	37°	37°
11		35°	39°	36°	39°	40°
13		37°	42°	38°	42°	43°
15	840 m A.	40°	45°	40°	45°	45°
17		43°	48°	42°	47°	47°
19		45°	51°	45°	51°	49°
21	880 m A.	47°	53°	47°	52°	52°
23		50°	56°	50°	55°	55°
25	900 m A.	54°	59°	53°	57°	57°
27		56°	62°	56°	59°	59°
29		58°	65°	58°	61°	61°
31	950 m A.	60°	67°	60°	63°	63°
33		62°	69°	62°	65°	65°
35	1000 mA.	65°	71°	64°	67°	67°
37		66°	73°	66°	69°	69°
39		68°	75°	68°	71°	71°
41		70°	77°	70°	73°	73°

Cette simple expérience nous montre donc que nous avons en main avec les courants de haute fréquence un moyen puissant pour élever la température interne des tissus. Nous voyons de plus que l'intensité s'est successivement élevée de 780 mA. à 1 ampère, ce qui nous montre que la résistance des tissus diminue au fur et à mesure que la température s'élève, car il n'y a pas ici de phénomènes électrolytiques qui seraient susceptibles d'entrer en jeu pour modifier cette résistance.

En ce qui concerne l'allure des températures nous voyons que c'est le thermomètre n° 2 qui a atteint les plus élevées, mais ceci n'a pas lieu de nous étonner, car c'est pour lui que les pertes calorifiques par conductibilité et par rayonnement sont réduites au minimum. La marche à peu près parallèle de tous les thermomètres nous montre qu'il y a une distribution sensiblement uniforme de toutes les lignes de courant allant d'une électrode à l'autre, et ceci confirme ce que l'on connaît et ce qu'ont montré les expériences de Nagelschmidt, c'est-à-dire que si l'on atteint des intensités suffisamment élevées on arrive à la coagulation d'un bloc solide ayant pour bases les électrodes et pour contour les lignes droites s'appuyant sur celles-ci.

Deuxième expérience. — Je ne rapporterai ici que brièvement une autre expérience que nous avons donnée dans un rapport au sujet de la diathermie[1]. Nous prîmes un fragment cylindrique de cuisse de bœuf comprenant surtout des muscles et très peu de tissu graisseux, ayant les dimensions d'un cylindre d'une hauteur de 5 centimètres et d'un diamètre de 13 centimètres, du poids de 655 grammes. Des thermomètres furent placés en différents points, notamment au niveau des électrodes, trois au centre de la masse musculaire et un dans la moelle de l'os. Les électrodes avaient 4 centimètres sur 12. Nous fîmes passer une intensité de 1 A. 1/2 pendant deux minutes, la température initiale étant de 21°. L'expérience

[1] BERGONIÉ et RÉCHOU, Rapport au Congrès de Dijon de l'Association Française pour l'Avancement des Sciences.

montra que les thermomètres centraux atteignirent 29°, les deux thermomètres au niveau des électrodes 24°, et celui placé au centre de l'os 22° seulement. Cette dernière expérience nous montre quelque chose de plus que la précédente. Nous pouvons remarquer en effet que la température au centre de l'os ne s'est élevée qu'à 22°. Le phénomène calorifique s'est donc produit avec une intensité moindre, en raison sans nul doute de la mauvaise conductibilité du tissu osseux pour les courants de haute fréquence. Les tissus de l'organisme peuvent donc se ranger dans un ordre déterminé par rapport à cette conductibilité.

Ces expériences nous ayant montré de plus que tout thermomètre placé en dehors du volume ayant pour base les deux électrodes n'est que peu influencé, nous pouvons donc en déduire que les lignes de courant se dirigent directement d'une électrode à l'autre. Nous voyons dès lors que les phénomènes calorifiques qui vont prendre naissance seront d'autant plus grands que la densité des lignes de courant, c'est-à-dire le nombre de lignes de courant par unité de surface, sera elle-même plus grande. Il sera donc possible de localiser une action calorifique au voisinage d'une des électrodes en prenant l'une de celles-ci beaucoup plus petite que l'autre.

Action de la diathermie sur l'organisme animal. — Ayant mis ainsi en évidence la production d'un phénomène calorifique au sein des tissus morts, nous nous sommes demandé s'il se passait au sein des tissus vivants des phénomènes calorifiques de même nature. La diathermie pouvait-elle impunément élever la température centrale du corps d'une façon notable ? C'est à cette question que nous avons cherché à répondre au moyen de diverses expériences.

Nous avons pris un lapin du poids de 3 kil. 200. La température rectale soigneusement prise, le réservoir thermométrique étant enfoncé de 5 centimètres, s'élevait au bout de vingt minutes à 38°8. Nous avons rasé la face antérieure du thorax sur une surface de 15 centimètres de large et 10 centimètres de hauteur. Sur les cuisses également rasées de l'animal se trouvaient placées deux électrodes dont la surface totale était égale à la surface de l'électrode thoracique. Les deux petites électrodes furent reliées à un même pôle de l'appareil à diathermie, la grande électrode se trouvant reliée à l'autre. L'intensité du courant fut portée à 380 mA. pendant une première durée de huit minutes. L'animal supporta cette intensité d'une façon parfaite, ne présentant aucun signe d'inquiétude, et la température rectale s'éleva à 40°2. Nous portâmes ensuite l'intensité à 680 mA.; la température monta alors rapidement à 41°4. L'animal présentait une polypnée intense, et nous cessâmes l'action de la diathermie au bout de quinze minutes. L'animal, replacé sur ses pattes, présentait de la paralysie des membres postérieurs et un abattement considérable. La température se maintint à 40°. L'animal succomba d'ailleurs douze heures plus tard.

Dans une deuxième expérience nous avons pris un second lapin. Nous l'avons disposé dans les mêmes conditions que le précédent, c'est-à-dire plaçant une électrode sur le thorax et deux autres sur les cuisses de l'animal. La température rectale initiale était de 38°8. L'animal fut alors soumis à l'action de la diathermie, mais ici à très forte intensité puisque nous atteignimes 1 500 mA. La température rectale s'éleva au bout de cinq minutes à 43°, et l'animal succomba après deux ou trois convulsions. Durant toute la séance, il ne présenta aucun signe de douleur, nous ne remarquâmes qu'une polypnée intense et des battements cardiaques très irréguliers. Nous entreprimes alors immédiatement l'autopsie de l'animal. La surface extérieure du corps ne présentait absolument aucune lésion, pas la moindre trace de brûlure. Les muscles étaient d'une rigidité ligneuse. Le cœur très flasque et très mou, les poumons étaient petits et très rétractés. Du côté des autres organes aucun signe apparent, pas même de trace de congestion intense. L'animal ne présentait donc aucune lésion macroscopique nette. Quelle pouvait donc être la cause de la mort? Il n'est guère possible que de faire des hypothèses à ce sujet. Mais le fait de trouver un cœur flasque, ne présentant aucune trace de rigidité semble être peu en accord avec la théorie de Claude Bernard. Il est certain que l'animal a succombé par asystolie produite par suite du mauvais fonctionnement du régulateur nerveux cardiaque. Il semblerait donc que la théorie nerveuse de la mort par hyperthermie serait la seule vraisemblable.

En tout cas ces faits nous montrent que la diathermie est susceptible de créer des hyperthermies mortelles, et si elle peut être une arme thérapeutique puissante, elle demande de grandes précautions dans son emploi.

Connaissant les faits qui se passaient sur l'organisme animal, il était naturel de penser qu'ils devaient être de même nature dans l'organisme humain. Nous avons cependant tenu à montrer expérimentalement qu'il en était bien ainsi.

Action de la diathermie sur la température de l'homme. — Nous avons recherché s'il était possible d'avoir un dispositif tel que la thermopénétration ait une action réelle sur la température périphérique et centrale du corps humain.

Nous avons tout d'abord effectué ces recherches en adoptant la méthode d'application ordinaire, c'est-à-dire le sujet tenant deux manches métalliques, un pour chaque main. Nous prîmes soigneusement toutes les deux minutes la température axillaire et la température rectale. L'intensité atteinte était de 600 mA. Dans cette expérience nous avons trouvé :

Température axillaire..	$36°5$	$36°9$	$37°4$	$37°9$	$38°1$	$38°4$	$38°6$	$38°7$
Température rectale . .	$37°5$	»	»	»	»	»	»	$37°6$

La marche des températures se trouve figurée par les courbes représentatives de la figure 9.

Nous avons porté en abcisses les temps jusqu'à seize minutes et en ordonnées les températures. Les courbes I et II se rapportent à cette première expérience. La température axillaire tend vers une limite pour une intensité donnée quand les moyens de régulation thermique mis en jeu par l'organisme

lui font perdre autant de chaleur qu'il lui en est apporté par le
courant de haute fréquence. Mais si la température axillaire
a varié d'une façon notable, il n'en est pas de même de la température rectale; nous voyons que celle-ci est restée sensible-

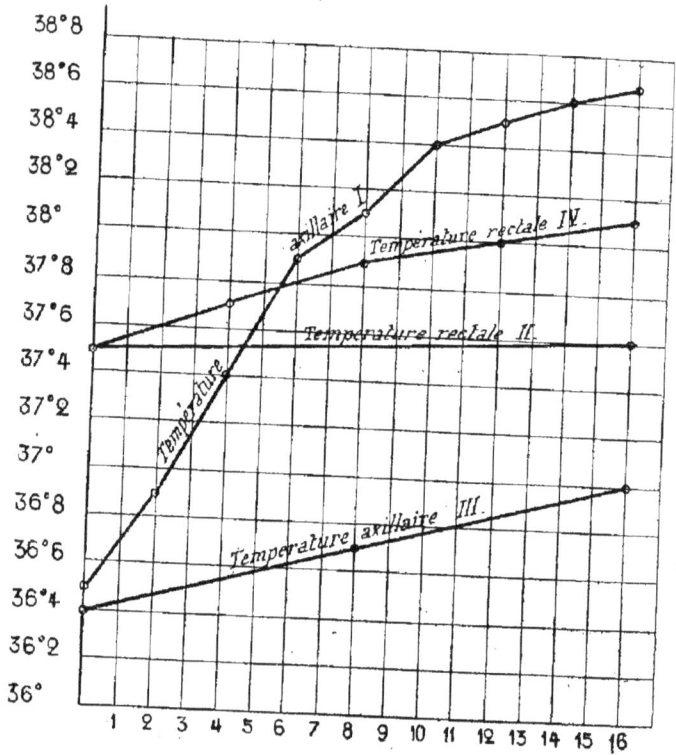

FIG. 9.

Courbes de variation de la température sous l'influence de la diathermie.

ment constante et n'a varié que d'un dixième de degré. Les
lignes de courant, en effet, dans un semblable dispositif, ne
traversent guère qu'une faible partie du corps, les bras et la
partie supérieure du thorax; ceci explique alors cette faible
variation de la température centrale. Celle-ci ne peut, en effet,
s'élever que par l'élévation de température du sang au niveau.

des parties chauffées; or, cette quantité de chaleur apportée par la masse sanguine dans tout l'organisme se dissipe rapidement par rayonnement.

Dans une autre série d'expériences nous avons adopté un mode d'application tout à fait différent. Le sujet, pieds nus, est placé sur une électrode, l'autre se trouvant en contact avec son thorax. Dans ces conditions presque tout le corps se trouve traversé par les lignes de flux et nous devions trouver une élévation de température plus considérable du côté de la température centrale. Nos expériences nous ont fourni les résultats suivants :

Température axillaire... 36°4 36°7 37° au bout de seize minutes.
Température rectale. . . 37°5 37°7 37°9 38° 38°1

Les courbes III et IV nous représentent le résultat de nos expériences.

Ici l'intensité atteinte a été de 1 700 à 1 800 mA. (nous avons été obligé d'utiliser pour cela l'appareil à diathermie pour électrocoagulation de la maison Gaiffe). Ce mode d'application est donc évidemment le meilleur pour élever la température centrale.

Je rappelle que nos températures de début furent toujours prises après avoir laissé le thermomètre en place pendant vingt minutes.

Nous voyons donc, ce qui n'était nullement évident, que malgré tous les moyens de lutte du régulateur thermique animal, il y a dans les applications de thermopénétration une élévation non douteuse de la température centrale. D'autre part, la mise en jeu du régulateur thermique ne peut être niée. En effet, il nous suffit d'examiner les phénomènes qui prennent naissance lors d'une application de diathermie.

Quelques minutes après le début de l'application, une sudation extrêmement abondante, plus abondante même que dans toute autre application de chaleur, prend naissance sur tout le corps du sujet, et grâce à l'évaporation considérable qui se produit alors il y a abaissement de la température périphérique, et par suite la température centrale tendra à se régulariser. Il y a même quelque chose de plus ici, il y a accélération du courant sanguin et augmentation de la pression artérielle, nos expériences à ce sujet ne peuvent laisser aucun doute.

Nous avons recherché dans les deux modes d'application précédents, application bimanuelle et application « thorax-pieds », quelle était la variation de la pression artérielle. Nous avons utilisé dans ces mesures l'oscillomètre de Pachon, et nous avons vu que dans le premier genre d'application, avec les intensités de 580 mA., la pression, qui était au début de 15 centimètres de mercure pour les maxima et de 9 pour les minima, montait après cinq minutes de thermopénétration à 18 et 9. Nous ferons remarquer que la mesure de ces pressions est douloureuse pour le patient et doit être faite un peu rapidement. Il est facile de s'expliquer la raison qui rend ces mesures douloureuses. La compression du brassard arrête en effet la circulation du sang, et la main perdant alors un puissant moyen de réfrigération voit sa température s'élever rapidement et par suite devenir bientôt insupportable.

Dans le deuxième mode d'application, la mesure est beaucoup plus facile et nos recherches dans ce cas nous ont conduit à la moyenne suivante : 17 centimètres de mercure pour la maxima et 9 pour la minima, avec une intensité de 1 900 mA. au bout de cinq minutes. Les mesures avant la diathermie nous avaient fourni les chiffres 15 pour la maxima et 9 pour la minima.

Nous voyons d'après cela qu'il ne faut pas utiliser la thermopénétration générale, si ce n'est avec beaucoup de soin chez les grands hypertendus ou les cardiaques, car on fait fournir ainsi au cœur un excès de travail notable.

Les différentes expériences que nous venons de rapporter nous ayant montré la possibilité d'élever la température périphérique aussi bien que centrale de l'organisme, la possibilité de localiser une énergie calorifique puissante en un point quelconque, nous pouvons rechercher les conclusions auxquelles nous conduisent ces faits physiologiques.

Nous voyons tout d'abord le moyen de détruire certains microbes, ou du moins d'atténuer leur vitalité par cette élévation de température intense des tissus. Mais nous n'insisterons pas sur ces faits, qui ont fait l'objet de diverses recherches par Laqueur.

Nous voulons appeler ici l'attention sur un autre processus de toute importance thérapeutique, sur l'hyperémie active qu'il est possible de créer au moyen de la diathermie au niveau d'un organe quelconque. Nous savons que l'hyperémie active est l'état d'un organe qui reçoit un courant sanguin plus abondant dans son réseau vasculaire, et c'est l'un des processus curatifs spontanés les plus répandus. Or, il n'y a pas de doute que la thermopénétration mette en jeu une hyperémie active très importante. La rubéfaction intense de la peau, l'augmentation de la pression artérielle sont des preuves certaines de la production de l'hyperémie. Ayant donc, avec la diathermie, un moyen même plus puissant que l'air chaud et plus facilement maniable pour créer de l'hyperémie, nous voyons donc qu'elle aura toutes les indications de l'air chaud, et nous savons depuis Bier tous les effets thérapeutiques les plus importants que peut avoir celui-ci.

Un des effets les plus importants de la thermopénétration et au sujet duquel nous pouvons nous demander s'il est dû à l'hyperémie, c'est son action analgésique. Cette action analgésique ne peut être mise en doute, elle se manifeste dans toutes les douleurs rhumatismales, goutteuses ou autres. Cet effet se fait sentir lors d'une première application. Bier a bien montré que cette action appartenait à l'hyperémie, mais surtout à l'hyperémie passive. En tout cas, pour la thermopénétration cette action analgésique, qui est un fait absolument saillant, ne peut guère s'expliquer par les hypothèses de Ritter et de Bum Pour notre part, nous serions ici plus enclin à penser qu'il y a sur les terminaisons nerveuses une action pour ainsi dire traumatique et passagère qui ferait perdre à l'individu cellulaire ses propriétés de conductivité vers les centres nerveux. Peu à peu la cellule nerveuse reprendrait ses propriétés primitives et la douleur reparaitrait. Cette hypothèse semble justifiée par ce que nous avons vu d'une façon constante, c'est-à-dire la douleur reparaitre après des intervalles de temps plus ou moins longs. En tous cas, cette sédation de la douleur, qui se produit d'une façon remarquable, doit être prise en grave considération, car elle permettra au malade d'évoluer vers une amélioration sans douleur et par suite avec un meilleur état général.

CHAPITRE III

Action de la diathermie sur les échanges respiratoires.

Par nos expériences précédentes nous venons de voir l'action profonde qu'avait la diathermie sur la température animale. Nous étions donc en droit de penser que cette action devait se faire sentir d'une façon toute particulière sur les phénomènes de la nutrition. Parmi tous ces phénomènes, s'il en est un qui nous parut devoir être influencé d'une façon immédiate, ce fut la grandeur des échanges gazeux pulmonaires et des échanges gazeux des tissus. La diathermie, en effet, produisant une vaso-dilatation considérable, agissant sur la température sanguine, par suite sur les phénomènes de combustion, ne pouvait que nous amener des modifications dans la grandeur des échanges gazeux. Nous avons donc essayé de rechercher quelles pouvaient être les modifications ainsi apportées dans ces échanges; mais nous aurions été rapidement arrêté dans nos recherches par suite des difficultés expérimentales, si nous n'avions eu en main un appareil des plus simples et des plus pratiques imaginé par notre maître, pour mesurer la grandeur de ces échanges gazeux avec la plus grande précision.

Appareil pour la mesure des échanges respiratoires. — Cet appareil, modifié à la suite de longues recherches, se présente maintenant sous une forme extraordinairement simple. Il se compose en effet d'une enceinte de

cuivre A de 17 litres environ de capacité, constituant ce
que nous pourrons appeler la chambre respiratoire. La partie
inférieure de cette enceinte se trouve reliée à une pompe
rotative à eau P, par un tube en caoutchouc présentant sur

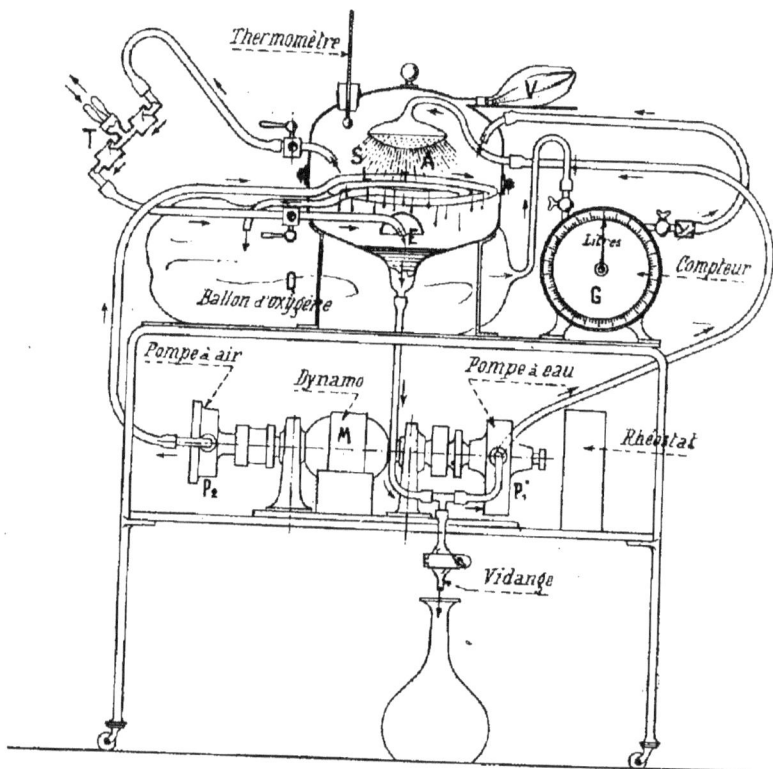

FIG. 10.
Schéma de l'appareil respiratoire du Prof. Bergonié.

son parcours un tube en T permettant la vidange de l'appareil.
L'autre extrémité de la pompe est en communication avec une
pomme d'arrosoir S, située à la partie supérieure de la chambre
respiratoire. Un ballon de caoutchouc Q, de 10 litres environ
et rempli d'oxygène, se trouve relié à l'orifice d'entrée d'un
compteur à gaz de précision. L'orifice de sortie du compteur,

muni d'une soupape de Muller, est relié par un tube de caoutchouc à la partie supérieure de la chambre respiratoire. A la partie supérieure de l'appareil se trouve un conduit présentant immédiatement au sortir de l'enceinte un robinet

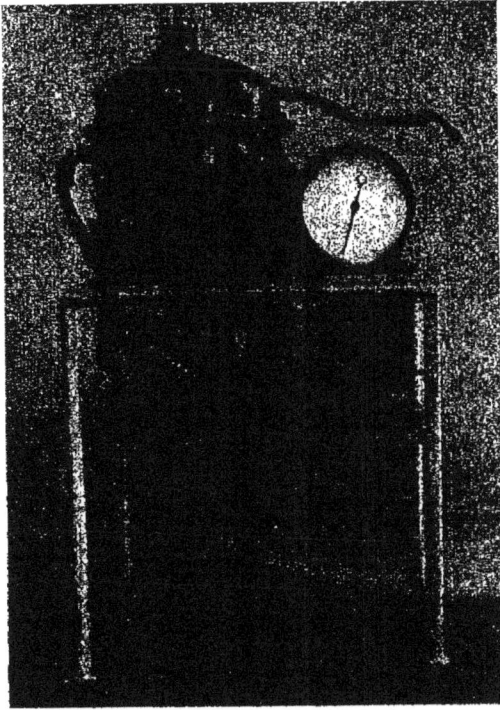

Fig. 11.

Appareil du Prof. Bergonié pour la mesure des échanges respiratoires.

à trois voies qui se trouve relié par un tube de caoutchouc à l'une des extrémités d'un appareil respiratoire de Tissot. L'autre extrémité est en relation avec un second robinet à trois voies présentant un conduit qui arrive jusqu'au centre de l'appareil et recouvert par une cupule métallique E. Afin que le sujet ne respire pas dans une enceinte dont la pression serait supérieure à la pression atmosphérique, à la partie supérieure de l'appareil se trouve adaptée une vessie de caoutchouc V à soufflets de 2 litres environ de capacité, qui transforme ainsi la chambre respiratoire en une enceinte à volume variable. Cette vessie, d'une très grande légèreté de parois, exerce une influence à peu près nulle pour augmenter la pression des gaz à l'intérieur de l'appareil. La vérification de la constance de la température se fait à l'aide d'un thermomètre placé à une ouverture fixée sur le dôme de l'appareil.

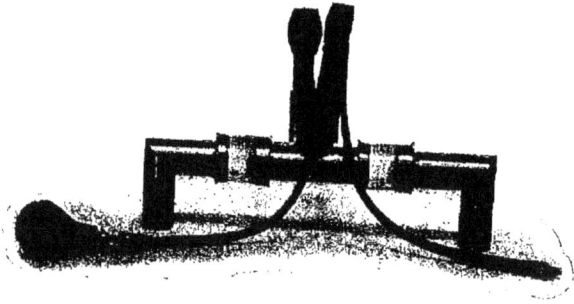

FIG. 12.

Appareil de l'auteur.

Enfin, comme dernier organe, à l'intérieur de la chambre respiratoire se trouve un tube de cuivre L à parois minces, enroulé en spirale et communiquant avec l'extérieur par deux ouvertures. On peut ainsi faire circuler à l'intérieur de cette sorte de serpentin un violent courant d'air injecté par une pompe soufflante P_2. Ce dispositif permet de maintenir la température de l'enceinte rigoureusement constante. Les deux pompes, à air et à eau, sont mues par un même moteur électrique M, à l'axe duquel leurs axes respectifs se trouvent reliés. Tel est l'appareil excessivement simple qui nous a permis de mesurer avec précision la grandeur des échanges respiratoires.

L'appareil respiratoire proprement dit, où doit s'adapter le sujet, est constitué comme le montre notre figure par deux soupapes S_1 et S_2 très mobiles, entre lesquelles se trouvent les deux conduits L_1 et L_2 destinés à venir s'adapter aux narines du sujet. La liaison du sujet à l'appareil respiratoire est l'une des choses qui ont présenté pour nous les plus grandes difficultés. En effet, avec les masques ordinaires, nous n'avons jamais pu obtenir sans difficulté une fermeture hermétique, et par suite les pertes occasionnées nous conduisaient à de très grosses erreurs. Les bouts d'olives en verre de l'appareil ordinaire de Tissot n'obturent les narines d'une façon parfaite qu'à la condition d'être choisis très gros, et ils présentent des difficultés presque insurmontables pour leur introduction dans les narines du sujet. Nous avons eu l'idée de munir deux tubes de verre de gros diamètre de deux petits pneumatiques, qui s'introduisent facilement lorsqu'ils sont dégonflés, et une fois en place une poire en caoutchouc permet de les gonfler de telle façon qu'ils s'adaptent à la forme de la cavité des narines sans exercer de pression désagréable, et évitant les pertes d'une façon absolue. Cet appareil est représenté dans notre figure avec l'une des enveloppes gonflée. Voyons maintenant quel est le principe et la technique de la mesure des échanges respiratoires.

Principe et technique d'une respiration. — On introduit à l'intérieur de l'appareil 1 litre de soude demi-normale par l'orifice où se trouve placé le thermomètre. Les deux robinets à trois voies sont tournés de façon que la chambre respiratoire soit close. On adapte les narines du sujet aux embouts de l'appareil respiratoire T; dans ces conditions, le sujet peut librement respirer à l'extérieur grâce à la position convenable des robinets. Le moteur étant relié à une canalisation électrique de 110 volts, on le met en mouvement. La solution de soude est aspirée par la pompe à la partie inférieure de l'appareil, elle est ensuite refoulée dans la pomme d'arrosoir, d'où elle retombe au fond de l'enceinte. La pompe ayant un débit de 40 litres par minute on conçoit facilement que le liquide, repassant un nombre considérable de fois dans un temps très court, va présenter une grande surface d'absorption pour le gaz carbonique expiré. Au moment où le sujet est sur le point de faire une expiration, les robinets brusquement tournés établissent la communication du sujet avec l'enceinte respiratoire et la coupent avec l'air extérieur. Le gaz carbonique expiré est immédiatement absorbé par la soude. Le sujet faisant ensuite une inspiration, la vessie qui avait été gonflée par l'expiration précédente se dégonfle pendant cette inspiration ; si alors, par suite du gaz carbonique absorbé, il s'est produit à l'intérieur de l'appareil un vide suffisant, de l'oxygène arrive du ballon Q en traversant le compteur et maintient ainsi constante la composition de l'air respiré. La soupape placée à l'orifice de sortie du compteur évite tout refoulement de l'aiguille de celui-ci lors d'une expiration, car cette soupape ne permet le passage des gaz que dans un seul sens. Nous voyons donc qu'ainsi tout le gaz carbonique expiré par le sujet sera transformé en carbonate de soude et l'oxygène consommé sera évalué par le compteur G. La durée d'une respiration est d'environ dix minutes, et le sujet ne présente jamais de suffocation, bien que la capacité respiratoire soit énormément réduite, car il n'y a jamais ici accumulation de gaz carbonique à l'intérieur de l'enceinte et l'arrivée continue d'oxygène au fur et à mesure des besoins maintient l'atmosphère respirable rigoureusement constante. Au bout de dix minutes, on rompt brusquement la communication de l'enceinte et du sujet, lors d'une inspiration de celui-ci, à l'aide des robinets à trois voies. La pompe fonctionnant encore une minute achève, dans cette atmosphère close, l'absorption des dernières traces de gaz carbonique exhalé. On procède alors à la vidange, qui se fait presque immédiatement, car ici il n'y a pas rétention de liquide sodique en raison des faibles surfaces sur lesquelles tombent le liquide. La vidange effectuée, on lave l'appareil avec 1 litre d'eau distillée, qui enlève les dernières traces de liquide primitif qui aurait pu être retenues. On recueille dans

le même récipient ce liquide de lavage et on obtient ainsi une
liqueur sodique contenant tout le gaz carbonique de la respiration à l'état de carbonate de soude. Il s'agit maintenant de
doser le gaz carbonique contenu dans cette solution. Le procédé est des plus simples et donne immédiatement cette incon-
nue sans aucun calcul.

Il suffit pour cela d'introduire le liquide dans un ballon B
muni d'un entonnoir à robinet et d'un tube de dégagement.
On introduit dans l'entonnoir la quantité d'acide sulfurique

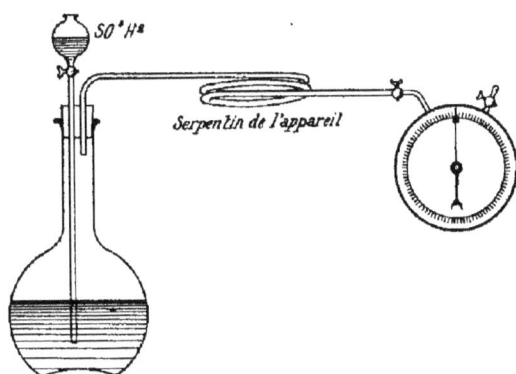

Fig. 13.

Récupération du C O² produit pendant une mesure
des échanges respiratoires.

largement nécessaire pour décomposer le carbonate de soude
formé et saturer la soude non transformée. Le tube de dégagement est mis en communication avec le serpentin L dont
l'autre extrémité est reliée à un compteur C contenant du
pétrole. Le passage de gaz carbonique, obtenu par l'action de
l'acide sulfurique sur le liquide sodique dans le serpentin L,
permet d'avoir ce gaz mesuré à la température ordinaire.
Il suffit en effet pour cela de mettre de l'eau dans l'appareil et
de faire fonctionner le moteur. L'eau en passant sur le
serpentin le refroidit, et par suite abaisse la température du
gaz, qui arrive légèrement chaud du ballon producteur. Le

compteur C donne immédiatement et exactement, sans aucune correction, le gaz carbonique de la respiration.

Ces quelques lignes nous montrent donc la facilité avec laquelle nous avons pu faire la mesure de la grandeur des échanges respiratoires, c'est-à-dire connaitre, et c'est la seule chose qui nous intéressait, la valeur de l'O absorbé et du CO_2 rendu.

Recherches expérimentales. — 1° *La grandeur des échanges gazeux à l'état normal.* — Afin de déterminer d'une façon très précise et par un très grand nombre de respirations la grandeur des échanges respiratoires, nous avons joué nous-même le rôle de sujet.

Toutes nos respirations ont été faites exactement dans les mêmes conditions. Les repas se trouvaient formés de 100 grammes de viande, 100 grammes de pain et 100 grammes de légumes environ. Les expériences étaient faites deux heures et demie après le repas de midi, après une période de repos de une heure, et nous nous placions toujours dans la même position devant l'appareil, c'est-à-dire assis le buste droit et la main gauche soutenant l'appareil respiratoire.

Le résultat de nos recherches expérimentales est résumé dans le tableau suivant :

N° D'ORDRE	TEMPS	O employé	CO² récupéré	FRÉQUENCE RESPIRATOIRE	POIDS DU SUJET
1	10 minutes	2l 90	2l 46	14	68 kil.
2	—	2l 91	2l 47	17	—
3	—	3l 04	2l 96	14	—
4	—	2l 76	2l 36	14	—
5	—	2l 73	2l 47	15	—
6	—	2l 80	2l 62	16	—
7	—	2l 93	2l 30	15	—
8	—	2l 73	2l 32	14	—
9	—	3l 40	2l 72	15	—
10	—	2l 82	2l 25	14	—
11	—	3l 08	2l 37	14	—
12	—	2l 88	2l 55	14	—

Moyenne de l'O employé par respiration $= 2^l89$.

Moyenne du CO_2 exhalé par respiration $= 2^l48$.

Nous voyons donc quelles sont, dans les conditions que nous avons précisées, la grandeur de nos échanges respiratoires. Elles sont donc par heure :

Pour l'oxygène $= 416^l16$.

Pour le gaz carbonique $= 357^l12$.

2° *La grandeur des échanges gazeux sous l'influence de la diathermie.* — Connaissant ainsi à l'état normal la valeur de notre ventilation pulmonaire, nous avons cherché ce qu'elle devenait sous l'influence de la diathermie. Pour cela, nous nous sommes tout d'abord placé dans les mêmes conditions que précédemment et nous avons cherché de nouveau la grandeur de nos échanges gazeux à l'état normal. Vingt minutes après cette détermination, nous avons recherché ce que devenaient ces échanges sous l'influence de la diathermie.

Pour obtenir un effet de la thermopénétration suffisant nous avons utilisé de larges plaques métalliques en étain. Une d'elles était placée sur la face antérieure du corps et s'étendait depuis le creux sus-sternal jusqu'au niveau de l'ombilic, occupant toute la largeur de la face antérieure. L'autre, placée en arrière, s'étendait depuis les épines de l'omoplate jusqu'à la partie moyenne de la colonne lombaire, et ayant la même largeur que la précédente. Les lignes de flux allaient ainsi d'une électrode à l'autre, traversant de la sorte la plus grande partie de notre organisme. L'effet de la thermopénétration était dès lors considérable, et nous étions placé dans les meilleures conditions pour obtenir un effet notable sur les échanges respiratoires.

Mais la mesure de nos échanges fut faite à deux périodes différentes, au début de l'influence de la diathermie et à la fin.

Avant de procéder à toute analyse expérimentale, nous croyons devoir mettre en évidence tout d'abord les résultats obtenus.

Toutes nos respirations avaient une durée de dix minutes.

		O employé	CO² exhalé	FRÉQUENCE RESPIRATOIRE
1ʳᵉ expérience I = 4 500 m A.	Avant l'action de la diathermie.	2ˡ 93	2ˡ 35	15
	Au début de cette action	3ˡ 30	2ˡ 65	23
	Après 30 minutes de diathermie	2ˡ 20	1ˡ 90	14
2ᵉ expérience. I = 4 700 m A.	Avant l'action de la diathermie.	2ˡ 98	2ˡ 68	14
	Au début de cette action. . . .	3ˡ 60	3ˡ 10	22
	Après 30 minutes de diathermie.	2ˡ 30	2ˡ 07	13
3ᵉ expérience. I = 4 700 m A.	Avant l'action de la diathermie.	2ˡ 90	2ˡ 61	14
	Au début de cette action	3ˡ 72	3ˡ 35	21
	Après 30 minutes de diathermie.	2ˡ	1ˡ 80	13
4ᵉ expérience. I = 4 800 m A.	Avant l'action de la diathermie.	2ˡ 97	2ˡ 68	15
	Au début de cette action. . . .	3ˡ 70	3ˡ 30	20
	Après 30 minutes de diathermie.	2ˡ 15	2ˡ	14
5ᵉ expérience. I = 4 700 m A.	Avant l'action de la diathermie.	3ˡ 90	2ˡ 47	15
	Au début de cette action. . . .	3ˡ 50	2ˡ 85	23
	Après 30 minutes de diathermie.	2ˡ 06	2ˡ	»
6ᵉ expérience. I = 4 500 m A.	Avant l'action de la diathermie.	3ˡ 04	2ˡ 96	14
	Au début de cette action	3ˡ 98	3ˡ 75	24
	Après 35 minutes de diathermie.	2ˡ 17	2ˡ 03	»

Si nous recherchons les moyennes d'oxygène consommé et de gaz carbonique exhalé nous trouvons :

1° Avant la diathermie . . . . . . $O = 2^l 95$ $CO^2 = 2^l 62$
2° Au début de la diathermie. . . . $O = 3^l 63$ $CO^2 = 3^l 16$
3° Après 30 minutes de diathermie . $O = 2^l 14$ $CO^2 = 1^l 96$

Les consommations pour 24 heures sont alors :

Pour le premier cas . . . . . $O = 424^l 80$ $CO^2 = 377^l 28$
Pour le second cas. . . . . . $O = 522^l 72$ $CO^2 = 455^l 04$
Pour le troisième cas . . . . . $O = 308^l 16$ $CO^2 = 282^l 24$

Cette série d'expériences nous montre donc que les échanges respiratoires augmentent lors des premières minutes d'application pour diminuer ensuite au bout d'un certain temps.

Dans la première phase, en effet, l'organisme organise sa défense contre ce brusque apport d'une énergie étrangère. La température centrale ne s'élève pas brusquement, il y a d'abord une vaso-dilatation périphérique et une hyperémie active qui tend à augmenter les échanges nutritifs. Il n'est donc pas étonnant de voir une augmentation dans l'O absorbé et dans le CO_2 exhalé.

Ne pouvant réaliser son équilibre thermique par une sudation abondante et par une activité circulatoire plus grande, l'organisme va alors avoir recours à un autre procédé. Il va utiliser cette énergie étrangère qui lui est fournie pour son propre compte. Produisant lui-même de la chaleur par ses propres réactions chimiques, il va donc les diminuer, c'est ce que paraît nous indiquer le résultat de nos recherches expérimentales, puisque, au bout d'un certain temps, quand l'organisme tend vers un certain équilibre, le taux des échanges respiratoires s'abaisse. L'organisme obéit encore ici aux grandes lois physiques, il exploite et transforme une énergie qu'on lui fournit, et ne pouvant supprimer la cause extérieure, il lutte contre elle en réduisant ses dépenses énergétiques. Il y a d'ailleurs deux faits importants qui faisaient prévoir cette diminution des échanges. En effet, tandis qu'au début la sudation était intense, elle ne tarde pas à s'atténuer au fur et à mesure que la séance de diathermie se prolonge. De plus, la polypnée, qui était également au début un signe de défense, s'atténue à son tour, comme le montrent nos recherches expérimentales. Tels sont donc les faits expérimentaux importants qui nous montrent une fois de plus la multiplicité des ressources de l'organisme vivant pour s'adapter de son mieux aux nouvelles conditions qui lui sont imposées.

CHAPITRE IV

Action de la diathermie sur la sécrétion urinaire.

En raison de la sudation abondante que provoquent les applications diathermiques, nous avons pensé qu'il devait y avoir de la part de la thermopénétration une action manifeste sur la sécrétion urinaire. Nous avions d'ailleurs déjà remarqué que cette action était notable chez tous les sujets sur lesquels nous faisions de semblables applications. Dans ces conditions nous avons entrepris d'étudier d'une façon systématique quelle était la nature de cette action et son ordre de grandeur. Nous n'avons pas l'intention, dans ce chapitre un peu court, de traiter à fond la question qui fera plus tard de notre part le sujet d'un travail complémentaire, mais nous n'avons qu'un but, c'est d'amorcer la question et d'entrevoir la nature des phénomènes auxquels nous serons conduit.

L'action des courants de haute fréquence sur la sécrétion urinaire a été étudiée déjà par bien des auteurs, ces courants étant appliqués sous toutes leurs formes, qui n'étaient d'ailleurs pas autre chose que de la diathermie déguisée, et même M. d'Arsonval, dans ses expériences où le malade plongeait les deux pieds dans le pédiluve rempli d'eau et tenant deux manettes métalliques dans les mains, ne faisait-il pas, sans le savoir, de la diathermie? Évidemment avec des intensités faibles, telles que 400 m A., les phénomènes calorifiques étaient bien peu sensibles, mais ils n'en existaient pas moins.

Nous avons fait l'étude des modifications de la sécrétion urinaire sous l'influence de la diathermie en servant nous-même de sujet. Pour cela nous avons divisé nos recherches expérimentales en trois périodes. Nous nous sommes tout d'abord soumis à un régime alimentaire parfaitement déterminé comprenant 200 grammes de pain, 200 grammes de viandes grillées, des légumes et une quantité de liquide toujours fixe, soit deux litres par jour. Dans une première période nous avons cherché à déterminer, en dehors de toute influence diathermique, la quantité des divers éléments les plus importants contenus dans l'urine. Nous avons également noté le volume et la densité.

Dans une deuxième période, nous nous sommes soumis à des séances de diathermie. Nous placions pour cela une très large électrode sur l'abdomen, et une électrode beaucoup plus petite au niveau de la région rénale. L'intensité atteinte fut toujours de 4 500 m A., et les séances avaient une durée de 15 à 20 minutes. Durant ces applications la sudation était extrêmement abondante. Pendant cette deuxième période toutes les urines de 24 heures furent également recueillies avec soin et les mêmes dosages que dans la première période étaient effectués. Enfin, dans une troisième série d'expériences nous avons cessé la diathermie et effectué de nouvelles analyses. Les urines étaient recueillies, les premières après la première miction (7 heures du matin), et les dernières le lendemain également à la même heure.

Toutes les analyses ont été faites par mon excellent collègue et ami M. le Dr Simonot, préparateur de chimie biologique, et je ne saurais trop le remercier du soin et de la conscience qu'il a mis à effectuer ces dosages.

Les résultats expérimentaux se trouvent rassemblés dans le tableau ci-contre :

Numéro des expériences.	Volume des urines par 24 heures.	Acidité a P²O⁵ par litre.	Densité.	Chlorures en NaCl par litre.	Phosphates en P²O⁵ par litre.	Urée par litre.	Urée en azote.	Azote total.	Rapport azoturique.	Acétone.	Traitement.
PREMIÈRE PÉRIODE : Avant le traitement.											
1	1 175	1 56	1 030	14 70	2 25	26 75	12 46	15 05	0 82	0	
2	1 200	2 48	1 030	16 70	2 35	26	12 11	14	0 85	0	
3	1 250	3 90	1 032	15	3 20	32 50	15 14	17 47	0 88	0	
4	1 150	3 80	1 032	14 40	2 60	25 80	13 40	14 80	0 88	0	
Moyennes	1 193	2 93	1 031	15 20	2 60	27 76	13 27	15 33	0 84		
DEUXIÈME PÉRIODE : Pendant le traitement.											
5	715	3 97	1 033 5	13 40	3	34 32	15 99	18 65	0 85	0 01	15 min. I=4500
6	820	2 27	1 033	16 20	2 65	27 82	12 96	14 91	0 87	0 04	20 »
7	800	2 13	1 032	19	2 30	26 52	12 35	14 20	0 87	0 05	20 »
8	850	3 83	1 031	18 40	2 90	28 86	13 44	15 41	0 87	0 05	20 »
Moyennes	796	3 05	1 032	16 25	2 71	29 38	13 68	15 79	0 86		
TROISIÈME PÉRIODE : Après le traitement.											
9	980	5 60	1 035	16 80	3 40	28 08	13 08	14 85	0 88	0 07	
10	1 050	3 33	1 031	14 20	2 55	29 90	13 93	16 16	0 86	0 04	
11	1 200	3 40	1 030	12 80	3	30 16	14 05	15 86	0 88	0	
Moyennes	1 076	4 11	1 032	14 60	2 68	29 38	13 68	15 62	0 87		

Si nous essayons de faire l'analyse du tableau que nous avons sous les yeux, nous voyons tout d'abord que le volume des urines émises en vingt-quatre heures, qui s'élève avant le traitement à 1,200 centimètres cubes environ, descend à 800 centimètres cubes pendant la période de traitement pour remonter à 1,100 centimètres cubes après cette période. Il y a donc sous l'influence de la diathermie une diminution considérable de la diurèse, qui s'explique facilement d'ailleurs si l'on songe que le sujet soumis à la thermopénétration présente une sudation extrêmement abondante.

La densité n'a subi aucune variation appréciable. Du côté des chlorures nous trouvons une augmentation pendant le traitement, mais elle est excessivement faible puisqu'elle n'atteint guère qu'un gramme. Pour les phosphates l'augmentation s'est également produite, mais dans des proportions presque inappréciables. En ce qui concerne l'urée, ici le fait est un peu plus sensible puisque l'accroissement atteint $1^{gr}62$ qui se conserve d'ailleurs après la période de traitement. Le rapport azoturique a enfin légèrement varié puisqu'il a passé de 0,84 à 0,86. Devant des variations si faibles nous pensons qu'il serait téméraire de tirer des conclusions. Nous pensons cependant pour notre part qu'il ne doit pas y avoir de variations de composition dans l'urine et qu'il n'y a guère qu'un seul fait profondément frappant jusqu'ici, c'est la diminution de la diurèse. En ce qui concerne la légère augmentation des substances dissoutes, elle s'explique facilement par suite de la concentration urinaire s'effectuant par la sudation exagérée.

Mais à côté de ceci, une chose nous a profondément surpris, c'est de voir apparaître dès la première séance de diathermie des traces d'acétone qui ont augmenté au fur et à mesure que nos expériences se sont prolongées.

Cette élimination qui atteint 5 centigrammes pendant la période du traitement ne s'arrête pas immédiatement après la cessation puisque les deux analyses suivantes attestent 7 et 4 centigrammes pour atteindre 0 le troisième jour après le traitement. Quelles sont les conclusions que nous allons pouvoir tirer du fait de l'apparition d'acétone? L'acétone ne peut provenir que de la mobilisation des graisses de l'organisme, mobilisation qui s'effectue sous l'influence de la diathermie. Celle-ci en effet échauffant les graisses permet leur passage plus rapide dans la circulation. La plus grande partie se trouve dès lors transformée en eau et gaz carbonique et la partie non carburée s'élimine sous forme d'acétone. Cette élimination des graisses concorde avec une diminution de poids du sujet. Nous ferons remarquer en effet que notre poids n'ayant pas varié depuis deux années et oscillant entre 68 et 69 kilos s'est brusquement abaissé à 65 kilos pendant nos expériences. Tels sont les faits importants sur lesquels il était nécessaire d'appeler l'attention. De graves conséquences sont à retirer, conséquences que nous aurons l'occasion de montrer dans un travail ultérieur.

En résumé nous pensons que la diathermie est la forme unique sous laquelle agissent les courants de haute fréquence.

Le lit condensateur, autoconduction, bain de haute fréquence ne sont pas autre chose que des méthodes diathermiques déguisées. N'a-t-on pas remarqué que dans ces applications, surtout la première et la dernière, il y avait nettement production d'un phénomène calorifique. Et dans la diathermie à proprement parler il y a également, comme dans les autres applications, un organisme parcouru par des trains d'ondes de haute fréquence. Ce sont donc bien des méthodes identiques; dans toutes il y a un phénomène électrique, dans les premières un phénomène calorifique, ce dernier prenant la place prépondérante dans la diathermie proprement dite.

Or, qu'a-t-on trouvé dans les autres méthodes : diminution de la pression artérielle, augmentation des échanges respiratoires, augmentation de la diurèse. Que trouvons-nous au contraire : augmentation de la pression artérielle, abaissement de la grandeur des échanges, diminution de la diurèse.

Devant une telle opposition de faits nous pensons qu'il est nécessaire que de nouvelles recherches comparatives soit entreprises, afin d'éclairer un peu plus cette question si trouble de l'action des courants de haute fréquence.

Nous pensons pour notre part qu'il est probable que partout où le phénomène calorifique est sensible on doit trouver des résultats ayant l'allure de ceux que l'on obtient dans la diathermie, et partout où ce phénomène est insensible les différentes actions physiologiuqes que nous avons étudiées ne doivent subir aucune variation. Et remarquons encore une fois que l'on ne doit pas nous parler dans l'une ou l'autre des méthodes d'une action élective du phénomène électrique, car partout ce phénomène existe avec la même intensité et la même forme si on le désire.

Tels sont les idées et les faits sur lesquels nous avons voulu appeler l'attention. Tout ceci n'est évidemment qu'une étude ébauchée qui demandera un développement plus considérable.

CONCLUSIONS

1° Nos expériences démontrent qu'il est possible d'élever par la diathermie la température centrale de l'organisme vivant, et cela par une méthode tout à fait différente de celles connues jusqu'à ce jour.

2° Elles démontrent encore que, par l'application de la diathermie, on obtient une augmentation très sensible de la pression artérielle.

3° Expérimentalement et cliniquement, nous avons trouvé que les échanges respiratoires pendant l'application de la diathermie étaient réduits, d'accord en cela avec la diminution des dépenses énergétiques de l'organisme.

4° Au point de vue de la sécrétion urinaire, nous avons noté dans nos expériences qu'il y avait diminution sensible de la diurèse; l'explication de ce phénomène étant d'ailleurs rationnelle, comme on peut le voir dans le cours de ce travail.

5° L'un des points importants mis à jour par nos recherches, c'est l'apparition dans l'urine de l'acétone, dont la disparition coïncide avec la cessation des applications diathermiques.

Vu, bon a imprimer :
Le Président de la thèse,
M. BERGONIÉ.

Vu : *Le Doyen,*
A. PITRES.

Vu et permis d'imprimer :
Bordeaux, le 16 juillet 1912.
Le Recteur de l'Académie,
R. THAMIN.

BIBLIOGRAPHIE

1901. MARAGLIANO VITT. — Le Correnti ad alta frequenza e ad alta tensione e loro trasmissione nell' organismo (*Clin. med.*,1901).

1904. MARAGLIANO e TREVISANELLO. — Lezione di chiusura della clinica medica, 1904.

1905. BONNEFOY. — On the effects of the high frequency currents or arterial tension (*Medical Electrology and Radiology*, novembre 1905).

1906. SONNEVILLE. — *Medical Electrology and Radiology*, mai.

1907. MARAGLIANO WITT. — Sull' Influenza dei raggi Roentgen e delle correnti ad alta frequenza sul polso cerebrale (*Sez. Medica*, anno 1 à 15, 1907).

1908. WERTHEIM SALOMONSON. — *Archives Medius*, janvier 1908, septembre 1908.

1908. V. ZEYNECK, V. BERND, V. PREYSS. — Ueber Thermopenetration (*Wiener klin. Wochens.*, n° 15, avril).

1908. ZEYNECK. — *Münch. med. Wochens.*, 1908, n° 8; *Wien. klin. Wochens.*, 1908, n° 4.

1908. NAGELSCHMIDT. — *Deuts. med. Wochens.*, 1908, n° 3. — Congressi di Budapest e di Parigi (Comptes rendus des Sections d'Electrothérapie, in *Münch. med. Wochens.*, 1909, n° 12).

1909. COHN. — Di Anwendung der Forest'schen Nadel zur Unterstutzung von Krebsoperationen (*Berliner klin. Wochens.*, 3 mai 1909, n° 18).

1909. SIMON. — Verwendung kontinuierlicher elektrischer Schwingungen in der Elektrotherapie (*Technische Rundschau*, 19 mai 1909, n° 20).

1909. V. BERND. — Ueber Thermopenetration (*Zeits. für physikalische und diaetetische Therapie*, Heft 3, 1er août).

1909. NAGELSCHMIDT. — Ueber Hochfrequenzströme, Fulguration et Transthermie (*Zeits. für physikalische und diatetische Terapie*, Heft 3, 1,6).

1909. LAQUEUR. — Beiträge zur Wirkung der Thermopenetration. Aus dem Stättischen Rudolf Virchow Krankenhaus Berlin (*Zeits. für physikalische und diaetetische Terapie*, Heft 5, 1er août).

1909. EITNER. — Ueber Verwendung der Thermopenetration in der Gonorrhœterapie (*Wiener klin. Wochens.*, n° 34, 26 août).

1909. KLINGMULLER et BERING. — Fur Verwendung der Wärmedurchstrahlung (Thermopenetration) aus der königl. Uni-
vers. fur Hautkrankheiten Kiel (Berliner klin. Wochens.,
n° 39, 27 septembre).

1909. LAQUEUR. — Vartrag uber Thermopenetration (Vartrag in der
Hufelandischen Gessellschaft. Sitzung vom 14 oct. 1909).

1909. KLINGMULLER. — Ueber Wärmedurchstrahlung (Thermopenetration) (Vartrag in der medizinischen Gesellschaft. Kiel.
Referiert in der Münch. med. Wochens., 4 novembre).

1909. V. BERND et V. PREYSS. — Zur Thermopenetration (Wiener
klin. Wochens., n° 44, 4 novembre).

1909. EITNER et V. BERND. — Ueber Thermopenetration (Wiener
klin. Wochens., n° 44, 4 novembre).

1909. SIMON. — Ueber Thermopenetration (Technische Rundschau,
n° 40, 8 décembre).

1910. ZEYNECK. — Wien. klin. Wochens., 1910, n° 3).

1910. MARAGLIANO WITT. — Sulla Termopenetrazione o diatermia.
Rivendicazione di priorita (L'Idrologia, la Climatologia e la
Terapia fisica, n° 6).

1910. FUNK. — Ueber Transthermie und Therapie mit Acterwellen
(Deuts. med. Wochens, n° 22).

1910. LAQUEUR. — Applications de la thermopénétration (Compte
rendu des sections d'Électrothérapie, IIIᵉ Congrès international de Physiothérapie).

1910. SCHMINCKE. — Sur la thermopénétration (IIIᵉ Congrès international de Physiothérapie).

1910. BERGONIÉ. — Quelques expériences et observations de transthermie avec larges surfaces de pénétration et hautes intensités (IIIᵉ Congrès international de Physiothérapie).

1910. BONNEFOY. — Action des courants de haute fréquence appliqués au moyen du lit condensateur sur la circulation et la
température du corps (Journ. de physiothérapie, oct. 1910).

1908. ZIMMERN et TURCHINI. — Effets thermiques des courants de
haute fréquence (Archiv. d'Electr. Méd., sept. 1908).

1910. LAQUEUR. — Technik und. Anwendung der Termopenetration
(Zeits. für ärztliche Fortbildung, 1ᵉʳ janvier).

1910. NESPER. — Wärmeeinwirkung durch Hochfrequenz ströme
inorganischen Geweben (Thermopenetration) (Physikalische
Zeits., 11 Jahrgang, n° 1, 1ᵉʳ janvier).

1910. SIMON. — Die Theorie des Thermopenetrations verfahrens
(Zeits. für physikalische und diatetische Therapie, fin janv.).

1910. VINAJ. — Sulla Termopenetrazione (L'Idrologia, la Climatologia e la Terapia fisica, n° 10, 1910).

1910. KARL ULLMANN. — Experimentelles zur Thermopenetration
(VIIIᵉ Internationalen Physiologen Kongrez. Wœnn., 27-
30 sept. 1910).

1910. C. CACATAYUD COSTA. — Diatermia (communic. au Ve Congrès international d'Électrologie et de Radiologie médicales, Barcelone, 13 et 18 oct. 1910).

1911. FOURNIER, MÉNARD et GUENOT. — A propos de quelques applications de la diathermie (*Archiv. d'Electr. Méd.*, n° 303, mars 1911).

1910. SIMUND GARA. — A propos de la diathermie (*Archiv f. physikal med.*, Band V, Heft 3, août 1910).

1910. MORLET. — La diathermie (*Ann. de la Soc. méd.-chir. d'Anvers*, avril, mai, juin 1910).

1911. MORLET. — Traitement de la sciatique par la diathermie (communic. au IIIe Congrès de Physiothérapie, 18 avril 1911).

1911. FRANZ NAGELSCHMIDT. — Appareil de diathermie (*Archiv. d'Electr. Méd.*, n° 305, 10 mars 1911).

1910. DELHERM et LAQUERRIÈRE. — Action endothermique des courants de haute fréquence (*Gaz. des hôpit.*, 26 juill. 1910).

1911. LAQUEUR. — L'emploi thérapeutique des courants de haute fréquence (fulguration et transthermie) (*Therapie de Gegenwart*, fév. 1911).

1910. WALTER. — Sur les fondements physiques de la diathermie (*Münch. med. Wochens.*, n° 5, 1910).

1911. GUNZBOURG. — Action physiologique de la thermopénétration (*Ann. de méd. phys.*, Anvers, 1911).

1911. RONNEAUX. — Les électrodes employées en diathermie (*Bull. de la Soc. française d'Electrothér. et de Radiol.*, n° 5, mai 1911).

1911. LAQUERRIÈRE et DELHERM. — Électrodes pour thermopénétration (*Bull. de la Soc. française d'Electrothér. et de Radiol.*, n° 3, mars 1911).

1911. BÉLOT. — Les dispositifs de diathermie (Congrès de l'Assoc Française pour l'Avancement des Sciences, Dijon 1911).

1911. BERGONIÉ et RÉCHOU. — La diathermie (Congrès de l'Assoc. Française pour l'Avancement des Sciences, Dijon 1911).

1911. MORLET. — Traitement de l'arthritisme par la thermothérapie (*Ann. de méd.-phys.*, Anvers, 1911).

1912. NAGELSCHMIDT. — Sur l'importance clinique de la diathermie (*Bull. gén. de Thérapeut.*, 15 janv. 1912).

Bordeaux. — Impr. G. GOUNOUILHOU, rue Guiraude, 9-11.

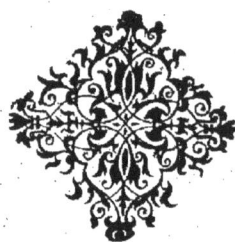

www.ingramcontent.com/pod-product-compliance
Lightning Source LLC
Chambersburg PA
CBHW071332200326
41520CB00013B/2946